CHIRURGIE

LE

COMPRESSEUR GRADUÉ

PAR

Le Dr E.-L. BERTHERAND

Chirurgien A. Major du 1er bataillon de la Milice d'Alger,
Ancien Médecin A. Major de 1re classe de l'Armée,
Secrétaire-général de la Société de Climatologie algérienne,
Chevalier de la Légion-d'Honneur,
Président du Comité de Secours aux Blessés (Hospitaliers d'Afrique),
Officier et Chevalier de plusieurs Ordres,
Honoré de la Croix de Bronze,
Fondateur de la Société de Secours mutuels des Ex-Militaires
d'Alger, etc., etc.

ALGER
IMPRIMERIE DE L'ASSOCIATION OUVRIÈRE V. AILLAUD & Cº
Rue des Trois-Couleurs, 19.

1873

CHIRURGIE

LE

COMPRESSEUR GRADUÉ

L'intelligente et adroite application de la main est certainement une des conditions essentielles de l'art chirurgical
dont la valeur a été résumée en ces deux mots : « *Consilio
manuque.* » C'est que l'organe de la préhension et du toucher constitue, à proprement parler, l'instrument des instruments.

Par sa sensibilité exquise, le praticien apprécie la forme,
le volume, le degré de densité, la température, la figure, la
pesanteur, la consistance, la mobilité, le nombre, la distance,
les dimensions, le poids, la direction, l'étendue, les résistances, etc. Mais la main ne rend pas seulement des services
au chirurgien par l'exactitude des impressions physiques,
par la sûreté et la dextérité des actes opératoires ; elle est

encore et surtout un orgàne mécanique, dont la force élastique, mise en jeu par la volonté, s'applique à une puissance dans le but de la vaincre et modifier ainsi les conditions organiques des tissus et par suite jusqu'à leurs fonctions. Ces efforts musculaires varient à l'infini par leur énergie, leurs combinaisons, leur durée ; ils sont surtout susceptibles de s'élever momentanément à une grande intensité, comme on le constate dans les manœuvres d'extension et de contr'extension nécessitées par la réduction d'une luxation. Malheu · reusement, la fatigue croît bientôt proportionnellement à la mise en jeu considérable de ces contractions musculaires : la compression continue à laquelle elles exposent les branches nerveuses, la gêne qu'éprouve la circulation locale, finissent par entraîner l'engourdissement, l'insensibilité, la douleur même, enfin le besoin irrésistible de changer d'attitude et de renoncer même, après un laps plus ou moins court de temps, à poursuivre le but recherché dans les efforts du chirurgien. Ainsi, par exemple, la compression d'un vaisseau artériel ne peut être exercée efficacement par le doigt d'un aide, pendant un temps prolongé et d'une façon *constamment* exacte. C'est alors que l'emploi des forces musculaires doit être impérieusement remplacé par l'intervention de moyens artificiels, bandages, leviers, instruments plus ou moins puissants, engins mécaniques, voire même de machines.

Cette pratique trouve, en chirurgie, une foule d'applications dont les avantages ne sont plus à discuter ; et la compression, tout particulièrement, constitue une de ses ressources curatives les plus familières et les plus sûres dans les résultats. Ainsi exercée d'une façon plus ou moins continue sur le calibre d'un vaisseau, elle tend à en rapprocher les parois et à favoriser la formation de caillots définitivement obturateurs (anévrysmes, varices) ; si elle n'est que de courte durée, elle fait obstacle à la circulation sanguine (hémorrhagies, inflammations phlegmoneuses, engorgements chroniques des membres) ou bien encore à l'émission de certains liquides (presseur de l'urèthre dans l'incontinence d'urine).

L'aplatissement mécanique des tissus modifie la forme élémentaire des cellules et, par suite, leur intégrité et leurs conditions de vitalité. Ainsi, dans les varices fort anciennes et volumineuses, le tissu vasculaire peut reprendre, par une compression intelligente, son élasticité normale qu'avait altérée une longue et progressive distension ; cette tonicité ramenée à un degré plus ou moins complet par le repos forcé du canal veineux devra ultérieurement offrir à la co'onne sanguine une résistance convenable et s'opposer de nouveau à la dilatation exagérée du vaisseau.

La compression vient-elle à s'exercer avec une violence progressive sur une tumeur plus dure? Elle en brise l'enveloppe, donne lieu à l'épanchement de son contenu (kystes synoviaux du poignet). — Si la tumeur est très résistante et s'est déplacée (luxations), le même effort de pression, combiné parfois avec une traction suffisante, en amène la réduction. — Si la tumeur est instantanée et de nature spasmodique (crampes), elle cède facilement à une pression soutenue.

Dans les ulcères canaliculés (trajets fistuleux), dans les foyers purulents profonds (clapiers) et avec destruction du tissu cellulaire d'union (décollements), une force méthodique qui en rapproche les parois empêche la stagnation des humeurs et l'accès de l'air, favorise la cicatrisation.

Les douleurs vives, à paroxysmes, siégeant dans les troncs ou rameaux nerveux (névralgies), sont soulagées par la pression, d'une manière inespérée. Moore avait même inventé une espèce de tourniquet destiné à anesthésier suffisamment le membre qui devrait subir une importante opération.

Combinée avec une force qui maintient dans leurs rapports normaux des organes momentanément déplacés (luxations, distension de ligaments, entorses) ou disjoints (fractures), une contention méthodique empêche la contraction musculaire de déranger l'œuvre de réparation et prévient les épanchements si douloureux, si lents à se dissiper, etc. (1).

Comme nous l'avons dit, dans toutes ces circonstances indiquées bien sommairement, l'action intelligente de la main du chirurgien a besoin d'être représentée par des moyens artificiels qui se résument souvent dans des bandages plus ou moins compliqués. Malheureusement, ils méritent en général des reproches sérieux. Tantôt ils se relâchent ou sont serrés au point de provoquer des douleurs ; il faut alors déranger tout l'appareil. Tantôt leur construction contrarie le libre jeu de la circulation veineuse, provoque de l'engourdissement, l'engorgement, le refroidissement, la rougeur, parfois la gangrène des parties sous-jacentes. Tantôt le retrait rapide des tissus comprimés oblige à renouveler les moyens contentifs, et s'ils sont solidifiés, ces changements réitérés ne sont pas sans inconvénient. On a bien cherché à y remédier à l'aide de tissus élastiques . mais, intolérables au début par leur excès de striction, ils ne tardent pas à se

---

(1) Voyez, pour plus de détails sur les services de la compression en chirurgie, un mémoire du Dr A. BERTHERAND, dans le *Journal des Connaissances médico-chirurgicales* de 1830, numéro de juillet.

déranger, à se relâcher, à ne plus assurer l'immobilité si désirable dans certains cas. Enfin les bandages appliqués sur toute la circonférence des membres gênent la nutrition interstitielle, l'activité des collatérales des gros vaisseaux.

Les tourniquets, les garrots, les appareils à pression élastique, proposés tour à tour pour prévenir ces fâcheux effets, sont d'un maniement difficile, compliqués, dispendieux, ne se trouvent pas sous la main, trop souvent sont difficiles à fixer, à immobiliser ; les pelottes durcissent par l'effet des liquides, ne donnent pas des points suffisants de fixité, etc.

Enfin un reproche mérité pour tous ces engins, c'est de ne point indiquer d'une façon pour ainsi dire mathématique leur *degré* d'action, de ne pas permettre de se rendre rapidement un compte raisonné de leur effet et d'en confier ainsi la surveillance et le maniement aux malades eux-mêmes.

J'aurai peut-être réussi à répondre à ces *desiderata*, dans un instrument fort simple, très-économique, léger, figuré ci-contre, et que j'appelle *compresseur-gradué*.

Cet objet en fer se compose de deux branches montantes, verticales et parallèles dont l'extrémité libre s'arrondit en forme de palette, et dont l'autre, d'un centimètre de large, est emboîtée à angle droit au bout d'une tige de 15 centimètres de long. Chacune de ces deux tiges horizontales traverse le bout inférieur des montants : l'une est unie et quadrangulaire ; l'autre parsemée de cannelures très rapprochées perpendiculaires à son grand axe, et terminée par une clef ou curseur mobile en forme de petit volant.

On comprend de suite que la marche ascendante ou rétrograde de ce dernier rapproche ou écarte les deux branches à palettes.

Le peu d'espace entre chaque cannelure de la tige à vis

permet d'obtenir, dans la pression ou le relâchement, des nuances infiniment douces, faciles à évaluer, car des divisions marquées en centimètres et demi-centimètres sur la tige quadrangulaire expriment en chiffres progressifs les résultats obtenus. Vingt tours du volant de droite à gauche font avancer d'un centimètre la branche à palettes : un tour la fera donc comprimer d'un demi-millimètre. Cette graduation, extrêmement sensible, a l'avantage de permettre de suivre, jour par jour, le progrès obtenu par la pression, l'état stationnaire ou progressivement modifié dans le volume du membre ou d'une tumeur, la marche de la résorption du contenu d'un kyste, etc. En outre, elle autorise à confier au malade lui-même, qui peut se rendre un compte mathématique des exécutions et des effets de la prescription, — la surveillance et l'accomplissement des indications les plus importantes de son traitement.

Les dimensions que la description précédente donne à cet instrument n'ont rien d'absolument fixe ; elles ne sont que des moyennes reconnues suffisantes dans la grande majorité des applications. On peut donc lui en accorder de plus grandes, si besoin est indiqué, par exemple, pour l'adapter à la cuisse.

Des éponges fines, coupées en lames plus ou moins épaisses, telles que je les emploie avec avantages dans le traitement des contusions et des traumatismes sans plaies (1) font d'excellents coussinets pour amortir le contact brutal de la palette de fer avec les chairs.

Les palettes des branches montantes ont diverses formes :

---

(1) Voy. ma brochure, *Notes chirurgicales sur les blessés* du 1er mars 1871, p. 14.

plates quand il s'agit de comprimer des surfaces planes ;
courbes ou en gouttière, quand elles doivent emboîter la sur-
face arrondie d'un membre, ce qui accroît de beaucoup la
solidité de l'application.

Si l'on veut comprimer une artère, on choisit une palette
plate, de petite dimension, oblongue ou ovoïde, et pour la
partie opposée une palette de forme arrondie et courbée,
afin que le membre soit mieux maintenu et la striction plus
efficace.

Si l'on désire écraser un ganglion du dos de la main, on le
met en rapport avec une pa'ette plate, arrondie ; la palette
opposée sera large, légèrement courbe, de façon à s'adapter
à la concavité palmaire. Il est évident que la compression
s'exerce beaucoup mieux quand la forme des surfaces de
constriction imite celle de la région ou de la partie sur lesquel-
les il faut prendre point d'appui. C'est pour cette raison que
le garrot, le tourniquet et les compresseurs manquent de sta-
bilité, se dérangent si aisément, les points qu'ils compri-
ment n'étant en contact qu'avec les sommets arrondis et, par
conséquent, très-restreints des pelottes.

Le *compresseur-gradué*, n'appuyant une palette étroite que
sur le point limité où il y a besoin d'obtenir une striction
méthodique, permettra au chirurgien, isolé dans un cas
pressant ou sur le champ de bataille, de remplacer les doigts
d'un aide pour comprimer une artère, arrêter une hémorrhagie, pendant l'exploration d'une plaie compliquée ou
l'exécution d'une opération, amputation, etc. J'ai eu l'occasion de l'utiliser avec succès en août 1859, chez un boucher
dont le couperet avait divisé l'ar ère cubitale tout près de
l'articulation du poignet gauche : deux ligatures avaient été
successivement jetées sur le bord supérieur de l'artère mis

à nu à l'aide d'incisions étendues, mais en pure perte, car peu de jours après, une hémorrhagie terrible se reproduisait et le malade s'affaiblissait de jour en jour. Une consultation avec un confrère, M. le docteur G*** fit songer à la nécessité d'une amputation de l'avant-bas au tiers supérieur. Je me décidai à recourir à mon petit instrument qui par l'étendue et la modération graduée de sa puissance compressive, arrêta définitivement l'hémorrhagie, laissant se dissiper insensiblement le gonflement énorme de la main qu'avait déterminé la masse de bandages accumulés sur le carpe et l'avant-bras. Deux mois après, le blessé avait repris ses forces et son état professionnel : je le revis en 1867, la guérison ne s'était pas démentie, et la force de l'avant bras, si gravement compromise, avait conservé toute son intégrité première.

Le même instrument m'a servi à écraser un de ces kystes synoviaux si communs à la région dorsale du carpe. La pression graduée de cet instrument est bien moins brutale, intolérable et douloureuse que celle des pouces ou des corps durs intermédiaires dont on se sert d'habitude pour déterminer une violente secousse de rupture, ce qui effraie beaucoup de malades.

Un enfant de dix ans, scrofuleux au plus haut degré, fit une chute d'un lieu assez élevé : le bras droit, porté en avant, supporta tout le poids du corps et le choc du sol. Le radius faisait saillie dans le pli du coude, il y avait une légère dépression en arrière et en dehors ; le côté externe de l'avant bras offrait un raccourcissement notable. Nous étions donc en présence d'une luxation complète en avant. Les tentatives de réduction furent d'autant plus stériles que la moindre mobilité du membre, les moin!res attouchements et pressions arrachaient au petit blessé des cris et des mouvements désordonnés qui paralysaient toute action chirurgicale. Je me bornai alors à imposer un repos absolu au lit, à ramener l'avant-bras en supination, puis à appliquer le *compresseur gradué* préalablement garni, sous la palette supérieure, d'une éponge taillée en biseau, de façon à exercer une compression graduée et oblique de haut en bas et de dedans en dehors : exactement comme l'auraient fait les doigts du chirurgien. Aucun accident ne survint, la striction progressive de l'instrument fut à peine sensible ; quelques jours après, la luxation était réduite. Quinze jours de repos, l'avant-bras à demi fléchi, le blessé reprenait l'usage normal de son membre

Je n'ai pas encore eu occasion d'utiliser mon instrument dans les fractures des appendices. Je ne doute point cependant qu'il n'assure la parfaite immobilisation des fragments, sans entraîner dans les extrémités des membres ces engorgements qui sont toujours douloureux et les frappent si longtemps d'impotence. Dans les solutions de continuité de l'avant-bras où il y a nécessité de maintenir les os dans leur écartement normal, le *compresseur gradué* serait, je crois, d'un utile secours.

Enfin son application sur les trajets fistuleux, dans les décollements, sur les branches nerveuses ou veineuses, produirait, sans aucun doute, les meilleurs résultats.

Au résumé, par sa simplicité, sa légèreté (pour le malade), sa graduation d'effets facile à constater, son prix très-peu élevé, le *compresseur gradué* nous semble constituer un instrument supérieur aux compresseurs ordinaires, tourniquets, garrots, bandages fixes, utilisés jusqu'à ce jour, voire même aux appareils de contention dont il permet d'économiser la matière première (linges et bandes), ce qui est un grand avantage en campagne.

La place de ce *compresseur gradué* est donc marquée dans les sacs d'ambulance, dans les caisses de secours aux blessés au lieu et place du classique garrot dont il n'a pas même le volume.

Alger. — Typ. Aillaud et Cᵉ.